AF308675

DE LA GUÉRISON

DE LA

PHTHISIE PULMONAIRE

PAR L'HÉLICINE.

DES CAUSES ET DE LA NATURE DE CETTE MALADIE.

Par le docteur ED. DE LAMARE,

Chevalier de l'Ordre de Saint-Grégoire, etc ,

Membre des Académies de Londres, Édimbourg, Rouen, etc.

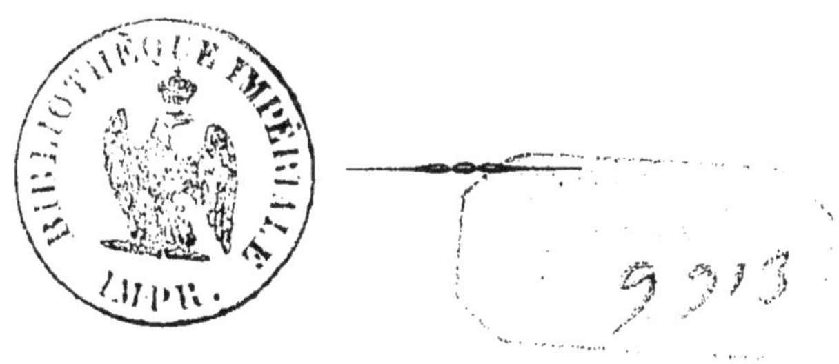

PARIS,

CHEZ MAILLET-SCHMITZ, LIBRAIRE, RUE TRONCHET, 15,

Et chez l'Auteur,

RUE DE LA VILLE-L'ÉVÊQUE, 43.

Décembre 1853.

DE LA GUÉRISON

DE LA

PHTHISIE PULMONAIRE

PAR L'HÉLICINE.

DES CAUSES ET DE LA NATURE DE CETTE MALADIE.

———◦———

De toutes les maladies qui affligent l'espèce humaine, la phthisie pulmonaire est assurément la plus redoutable ; elle est aussi la plus commune. Dans les grandes villes surtout, elle exerce des ravages terribles. Les résultats de la statistique nous apprennent qu'elle enlève environ le cinquième de la population de Paris et de Londres, et peut-être le dixième de celle de la France. Quoiqu'elle soit beaucoup moins commune sous les latitudes où la température est chaude, et surtout sèche et uniforme, on peut cependant affirmer qu'on la rencontre presque sur tous les points du globe, et d'après les renseignements que j'ai pris auprès de savants observateurs qui ont exploré diverses régions de la terre, il est démontré que la phthisie tuberculeuse prend quelquefois naissance chez les indigènes, dans de certaines localités où l'on envoie pour les guérir les phthisiques d'autres pays, et où ces derniers trouvent en effet, dans quelques cas, du soulagement, et parfois même la guérison, parce qu'ils ont changé un climat plus défavorable pour un autre climat plus conforme aux conditions atmosphériques que réclame l'état de leur poitrine.

Les médecins ont, à différentes époques, cherché à lutter contre ce terrible fléau de l'humanité. Les auteurs grecs et latins parlent longuement de la consomption des poumons. Hippocrate en signale les dangers. Dans des temps bien moins éloignés de nous, Morgagni décrit avec soin la phthisie, qui lui inspirait tant d'effroi, quand il dit avec pusillanimité : « *Phthisicorum cadavera fugi adolescens, fugio etiam senex.* » Enfin, dans le siècle actuel, l'immortel Laennec, par son admirable découverte de l'auscultation, nous initiait à une science nouvelle, et apprenait aux médecins qu'en appliquant l'oreille contre la poitrine, on pouvait arriver à reconnaître les maladies de ses organes. Ce n'était point tout que d'étudier la maladie, on a cherché à trouver le remède. Combien d'efforts ont été tentés sans succès dans tous les temps ! et combien de fois ces constants efforts, restés infructueux, ont-ils conduit ceux qui les faisaient à dire que la phthisie était incurable ! Conclusion désespérante, et dont la conséquence cruelle était l'abandon des malades.

Dans ces dernières années, le nombre considérable de cas de maladies de poitrine a de nouveau préoccupé les hommes de l'art, et on a successivement proposé et expérimenté plusieurs moyens, dont quelques-uns sont inutiles et d'autres fort nuisibles.

Les plus dangereux sont l'iode et le fer, dont on sature les malades sous toutes les formes d'huiles iodurées, de sirops ferrugineux et autres médicaments de cette nature, substances véritablement incendiaires, dont je vois faire un abus déplorable, et qui ont pour effet d'amener des congestions et des inflammations progressives dans les poumons de ceux qui ont déjà la poitrine malade. En employant ce traitement intempestif, on marche à l'opposé du but qu'on se propose, et on précipite encore la marche des accidents. Le fer, qui convient à ceux dont les poumons sont parfaitement sains, mais dont le sang est seulement appauvri, est un médicament des plus redoutables dès que la poitrine a reçu la moindre atteinte, et j'ai vu bien des fois l'usage imprudent des ferrugineux déterminer des hémoptysies ou crachements de sang, qui étaient le point de départ de nouveaux désordres dans la poitrine. Quant à l'iode, c'est une substance violente qu'il ne faut employer qu'avec la plus grande circonspection, et qui, administrée, comme on le fait aujourd'hui dans les maladies de poitrine, est un véritable poison. Les eaux sulfureuses, qui conviennent et dont je tire moi-même un très grand parti dans les affections simplement passives des bronches, produisent au contraire fort souvent des effets déplorables et amènent des crachements de sang chez beaucoup de malades dont la poitrine est compromise, et auxquels je vois qu'on administre indistinctement ces eaux minérales excitantes, par suite d'un triste préjugé, et faute de savoir manier un médicament salutaire et qui n'offre pas ce danger.

Après l'insuccès de tant d'hommes de profond savoir, on pourrait taxer de présomption la persévérance dans ces recherches, s'il ne s'agissait de l'intérêt de l'humanité et de la science; mais celles-ci réclament les constants efforts des hommes de travail. Fort de cette pensée, et cherchant avant tout la vérité, je me suis appliqué à l'étude des faits. J'ai guéri successivement des individus atteints de phthisie manifeste à différents degrés, qui en présentaient les symptômes d'une manière irréfragable, reconnus phthisiques par les médecins les plus dignes de foi, et chez lesquels d'ailleurs j'ai pratiqué avec soin l'auscultation, dont une grande habitude et une étude toute spéciale m'ont permis de faire un sûr moyen d'investigation. J'ai guéri ces individus par un traitement simple et facile, et qui demande seulement une certaine persévérance de la part du malade. Dans une affection comme celle qui nous occupe, ainsi que dans bien d'autres cas aussi, il faut se défier des moyens violents, éviter tous ces remèdes qui, donnés à forte dose, déterminent infailliblement des accidents; éviter aussi les moyens cruels qui font souffrir les malades en pure perte. Ces vésicatoires, ces cautères, toutes ces brûlures artificielles que l'on fait sur la poitrine des pauvres malades qui ont les poumons tuberculeux, sont presque toujours complétement inutiles, je puis le dire par expérience. Non-seulement ils sont inutiles, mais ils sont même nuisibles, en ce qu'ils affaiblissent par deux sources d'épuisement : par la douleur permanente qu'ils occasionnent et par la sécrétion de matière qu'ils entretiennent et à laquelle doit subvenir un corps déjà débilité par la maladie.

Ainsi donc, il faut d'abord écarter ces moyens dangereux et cruels, et on aura déjà fait un grand pas vers la raison; car, comme l'a dit Hippocrate « *primò ne noceas,* » d'abord ne nuis pas. Mais ce n'est pas tout que de s'abstenir de ces choses nuisibles, il faut employer, pour guérir la phthisie, un moyen sérieusement efficace et jamais dangereux, d'une application facile, d'un usage qui n'ait rien de pénible, qui ne répugne point au malade, et dont l'étude et l'expérience de tous les jours consacrent l'incontestable utilité.

L'hélicine réunit toutes ces conditions. De plus, elle est fortifiante et facile à digérer, parce qu'elle est d'une assimilation naturelle à nos organes. On peut en élever la dose sans qu'il en résulte jamais aucun danger pour les poumons. J'espère démontrer l'exactitude de ces propositions dans la suite de ce travail.

Pour qu'on comprenne bien comment se guérit la phthisie pulmonaire, il est d'abord nécessaire de faire connaître au moins sommairement les causes qui la produisent, afin qu'on puisse les éviter ou les combattre, lorsque cela est possible. Puis nous examinerons comment les tubercules se développent dans nos organes, quelle est leur nature intime, leur siége réel. Enfin, nous verrons comment la phthisie pulmonaire se guérit, quelles sont les transformations qui s'opèrent alors dans les poumons, comment les tubercules disparaissent, comment les cavernes se ferment, comment les poumons se cicatrisent.

Des Causes de la Phthisie pulmonaire.

L'influence de l'hérédité sur la phthisie pulmonaire est incontestable. D'après les résultats de la statistique, on peut établir que la moitié des phthisiques sont nés de parents qui, eux-mêmes, ont succombé à cette maladie, et l'autre moitié de parents qui n'en ont jamais été atteints. A côté de cette observation triste, j'en présenterai une autre plus rassurante, c'est qu'un certain nombre d'individus, nés de parents phthisiques, ne le deviennent jamais eux-mêmes, et donnent naissance à des enfants qui ne sont, à aucune époque de leur vie, affectés de cette maladie, de sorte que la phthisie, en ce cas, s'éteint dans la génération chez laquelle elle a pris naissance. Pour cette dernière catégorie, on comprend que je n'ai pu dresser aucune statistique. Je puis seulement affirmer que je connais un bon nombre d'exemples qui confirment cette opinion; aussi, tout en reconnaissant l'influence incontestable de l'hérédité, doit-on admettre que les enfants de parents morts phthisiques ne sont pas destinés fatalement à avoir le même sort. Dans de certaines familles, la phthisie semble essentiellement héréditaire, et tous les membres de ces familles en sont successivement frappés, lorsqu'ils arrivent à un âge à peu près déterminé. Dans d'autres familles, la phthisie devance à chaque génération l'époque à laquelle elle a éclaté chez la génération précédente, de sorte que ces familles semblent destinées à une extinction nécessaire. Dans ces derniers temps, où j'ai étudié la phthisie sur un grand nombre de sujets, j'ai eu l'occasion de voir qu'il fallait aussi avoir égard à ce qui se passe dans les lignes collatérales, au moins aux degrés rapprochés. Cette étude sert encore à déterminer le degré d'influence de l'hérédité.

Certains individus qui ont eu des hémoptysies ou crachements de sang ne meurent point phthisiques, ce qui est contraire à ce qu'on observe généralement, et ils succombent à d'autres affections. Il est remarquable que les enfants issus de ces individus deviennent très souvent phthisiques. Je suis convaincu que les premiers étaient phthisiques à la première période, ou, autrement dit, au premier degré seulement ; c'est-à-dire que leurs poumons renfermaient des tubercules crus, dont l'existence n'a jamais été constatée, parce qu'ils n'ont pas été examinés par un médecin suffisamment habitué à l'auscultation. Ils transmettent le principe morbide à leurs enfants ; mais, cette fois, ce principe ne restant plus latent, et acquérant une bien plus grande intensité, la maladie devient manifeste pour tous, parce qu'elle ne reste plus bornée, comme chez leurs parents, à la première période.

Puisque je parle de l'hémoptysie, je ferai remarquer qu'on ne doit entendre par ce terme que le crachement de deux ou trois grandes cuillerées de sang, ou plus ; ou, du moins, il faut une quantité de sang au moins égale à celle que je signale ici, pour que l'on doive regarder cet accident comme un signe probable du développement des tubercules. Beaucoup d'individus rendent dans leur expectoration quelques crachats sanguinolents de loin en loin, et il y en a quelques-uns qui ne peuvent avoir un simple rhume un peu violent sans offrir dans leurs crachats des stries de sang : leurs poumons étant du reste entièrement sains. Cependant, je dois dire que, parmi les nombreux phthisiques que j'ai vus pendant l'année qui vient de s'écouler, il y en a beaucoup qui n'avaient rendu que des quantités de sang très minimes, de sorte que je suis conduit à modifier un peu mon opinion sur ce point. D'autre part, un crachement de sang, même abondant, n'indique pas infailliblement l'existence de tubercules pulmonaires; je possède des exemples, rares à la vérité, mais enfin des exemples incontestables, d'individus qui ont craché abondamment du sang il y a vingt à vingt-cinq ans, et qui ont aujourd'hui les poumons parfaitement sains et jouissent d'une excellente santé. Je puis évaluer à un sur cent le nombre d'individus qui ont craché du sang et ne sont pas devenus phthisiques, résultat bien différent de celui présenté par M. Louis, qui établit ce rapport de 1 à 2,400. D'après mes observations personnelles, il m'est impossible d'admettre ce dernier chiffre comme étant la véritable expression des faits. Enfin, si, dans presque tous les cas, l'hémoptysie indique que le sujet devient ou est phthisique, il y a aussi un grand nombre de phthisiques qui ne crachent jamais de sang à aucune époque de leur maladie. Ce nombre est de la moitié environ des cas. Mais je crois que si l'on continuait, comme je vois le faire malheureusement autour de moi, à administrer aux phthisiques du fer, de l'iode, et autres substances incendiaires, on verrait augmenter beaucoup la fréquence de l'hémoptysie. Je dois encore faire remarquer que, parmi les cas rares (1 sur 100) où l'hémoptysie n'est pas un symptôme de la phthisie pulmonaire, il y a plus de femmes que d'hommes ; cela tient à ce que chez quelques femmes, l'évacuation menstruelle insuffisante a pu chercher à se suppléer par quelque hémorrhagie. Qu'on le sache bien pourtant, tout en élargissant le champ des exceptions, dont on avait fait la part trop petite, je dois dire qu'un crachement de sang un peu notable est toujours un fait grave, et qui demande la plus sérieuse attention, et je dirai, comme remarque générale et comme une grande loi de la pathologie, que l'hémorrhagie d'un organe en indique ordinairement la maladie organique. C'est ainsi que bien souvent les hémorrhagies utérines présagent une maladie de matrice, le vomissement de sang indique l'imminence d'un cancer de l'estomac, et l'hémoptysie dénote l'éruption de tubercules dans les poumons.

Mais revenons aux causes productrices de la phthisie.

Le froid et l'humidité, et surtout la réunion de ces deux influences sont des causes puissantes de phthisie. Aussi, la rencontre-ton fréquemment en Angleterre et en Hollande, et dans tous les lieux qui se rapprochent de ces deux pays par leurs conditions atmosphériques ; ainsi, Paris, dont la latitude n'est pas beaucoup plus méridionale que celle de l'Angleterre et de la Hollande, qui est d'ailleurs situé dans un pays assez bas, sur les bords d'un grand fleuve d'où s'élèvent de fréquents brouillards, et où le nombre des jours pluvieux est considérable, paraît être un des lieux dans lesquels elle sévit avec le plus de fureur. J'ai vu des endroits parfaitement sains, où l'air est vif et sec, et dans lesquels la phthisie est véritablement rare ; ce sont presque toujours des localités élevées ;

cependant, un certain nombre d'endroits situés dans des plaines bien ouvertes et aérées jouissent du même privilége. Cet avantage dépend de conditions atmosphériques et d'expositions qu'on ne saurait déterminer d'une manière absolue; et ce n'est que par des observations particulières à chaque localité qu'on peut établir que l'habitation dans tel ou tel lieu est favorable ou défavorable au développement de la phthisie.

Du reste, il faut bien savoir que parmi ces localités, où la phthisie est peu commune, il en est un certain nombre dont le séjour est très pernicieux aux sujets qui ont déjà la poitrine malade, et qui ne peuvent supporter un air aussi vif. C'est en prenant des renseignements sur les lieux qu'on peut encore faire cette remarque. Il serait désirable que chaque médecin étudiât sous ce point de vue les localités voisines de l'endroit qu'il habite; cette étude facile serait d'une grande utilité pratique, et permettrait à chaque individu de pouvoir, suivant telle ou telle condition de santé où il se trouve, faire un choix convenable pour fixer sa demeure.

On avait cru, il y a quelque temps, qu'il existait une sorte d'antagonisme entre les fièvres intermittentes et la phthisie, et que celle-ci ne se développait pas dans les lieux où celles-là règnent d'une manière endémique ou, autrement dit, habituelle. Mes observations personnelles ne m'ont pas conduit à une semblable conclusion; néanmoins, je dois dire que, sur ce point, ces observations ont porté sur un petit nombre de localités.

Tout le monde sait que de certains endroits, dans les pays chauds, conviennent aux phthisiques, et on est souvent dans l'usage de les y envoyer passer l'hiver. Il est évident que, quelque traitement que l'on suive, on se place, toutes choses égales d'ailleurs, dans une meilleure position en allant faire son traitement dans un pays de cette sorte. La douceur et l'uniformité de la température, l'absence d'humidité de l'atmosphère, l'exposition qui met à l'abri des vents régnants, le petit nombre des jours pluvieux qui s'observent annuellement, sont généralement les conditions qu'on y rencontre et qu'il faut y chercher. L'île de Madère, Pise, Rome, Nice, Hyères, Pau, jouissent sous ce rapport d'une grande réputation. Quand les phthisiques ne peuvent se déplacer ainsi, et c'est fort souvent le cas, il faut tâcher de réunir, par l'arrangement intérieur de leur habitation, et un chauffage uniforme et convenable, les conditions qui se rapprochent le plus de celles signalées plus haut.

Défaut d'air, de lumière et d'exercice. — L'insuffisance de l'aération, de la lumière et de l'exercice, est une cause incontestable de phthisie ; c'est principalement à elle qu'il faut attribuer la phthisie qui se développe chez tant d'animaux domestiques enfermés dans des écuries, des étables et des caisses petites et obscures. La plupart des vaches nourries de la sorte à Paris et dans les environs, un grand nombre de lapins élevés dans des caisses, ont des tubercules. Pour que l'hématose s'accomplisse avec activité, il faut un suffisant volume d'air renouvelé sans cesse. La lumière est aussi indispensable à la bonne santé, et rien n'est plus pernicieux que la privation constante des rayons du soleil, que ne voient jamais les habitants de certains quartiers de nos grandes cités. Si on joint à cela le défaut d'exercice, qui entraîne de toute nécessité la langueur des fonctions digestives, et par conséquent de toutes les autres, et par suite la débilité générale, on explique comment les phthisiques des hôpitaux de Paris sont en grande partie des portiers, des cordonniers et des tailleurs.

Vêtements trop légers. — A côté de l'influence due à la nature de l'atmosphère et de la température, vient naturellement se ranger celle du vêtement. Les hommes qui ont contracté l'habitude de se vêtir légèrement, développent par un travail actif une somme de calorique qui supplée à celle que leur conserverait un vêtement plus épais, et ne souffrent réellement pas du froid ; c'est à tort qu'on invoque leur exemple pour prétendre qu'il est plus sain de se vêtir légèrement. A moins d'habitudes prises depuis longtemps, et de travaux actifs, il est nécessaire de porter en hiver des vêtements chauds et suffisamment épais ; il est à remarquer que, parmi les phthisiques, un grand nombre de sujets ont manqué à cette règle par imprudence ou par dénûment. L'analogie et l'observation des faits se réunissent ici pour faire penser que l'abaissement de température incessant du corps, quand sa surface n'est pas suffisamment protégée par des vêtements assez chauds, peut favoriser le travail de tuberculisation. L'action du froid, quand elle se prolonge et qu'elle n'est pas suivie d'une réaction, est une cause débilitante, et, autant qu'on en peut juger, toutes celles de cette nature favorisent le développement de la phthisie.

Alimentation insuffisante. — Parmi les causes débilitantes les plus efficaces et les plus susceptibles de
développer la phthisie, il faut placer en premier lieu
une nourriture habituellement défectueuse ou sous le
rapport de la qualité ou sous celui de la quantité. C'est
moins souvent à cette dernière condition que la nourriture doit de n'être pas suffisamment réparatrice;
quoique, dans la classe pauvre, il arrive plus fréquemment encore que les gens du monde ne le croient, que
des malheureux ne mangent pas assez d'aliments gros-
siers pour assouvir la faim. Néanmoins ces cas for-
mant l'exception, c'est par sa qualité que l'alimentation n'est pas assez substantielle dans la grande majorité des cas où elle pèche par insuffisance.

Pour être bien digérée et s'assimiler convenablement à nos organes, il faut que la nourriture soit va-
riée, c'est-à-dire qu'elle se compose de substances vé-
gétales et animales; il faut même que l'on change
souvent leur espèce, et que les repas ne se composent
pas exclusivement de telle ou telle nature d'aliments.
Il est beaucoup de gens qui croient à tort qu'il est plus
sain de ne manger qu'un seul mets à chaque repas;
c'est une grande erreur; l'estomac élabore beaucoup
mieux les matériaux d'un repas, quand ils offrent un
certain nombre de substances alimentaires différentes.
Quoi qu'il en soit, une nourriture qui ne comprend
pas une certaine quantité de viande est essentiellement
défectueuse, et j'ai vu chez les phthisiques des hôpitaux, qui, appartenant à la classe pauvre, ont pu
me fournir de nombreuses observations à cet égard,
que tous ces défauts dans l'alimentation devaient être
des causes puissantes de tuberculisation.

L'influence de l'alimentation sur le développement de la phthisie a été contestée dans ces derniers temps ; je dois dire pour ma part que mes remarques personnelles ne me laissent pas le moindre doute sur ce point. Il est fort heureux qu'on puisse arriver par l'observation à se former des convictions sur les causes productrices de la phthisie, car, en plaçant l'individu prédisposé dans les conditions opposées à ces causes, on peut raisonnablement espérer qu'on institue déjà un traitement prophylactique, ou autrement dit préservatif.

Causes débilitantes diverses. — On peut encore regarder comme causes de la phthisie les fatigues excessives et les veilles prolongées. Bien qu'il soit difficile de dissocier l'influence qui appartient à ces causes de celle qui appartient à d'autres, telles que l'insuffisance de l'alimentation et du vêtement, attendu qu'on observe généralement alors sur la classe pauvre, on rencontre cependant un certain nombre de cas dans lesquels il est possible de faire la part de ces divers agents de tuberculisation. La débauche est une cause de phthisie qui m'a paru très évidente. J'ai observé plusieurs cas dans lesquels on ne pouvait, suivant toutes les apparences, rattacher le développement de la maladie qu'à l'affaiblissement déterminé par les excès. Je suis convaincu que si l'on poursuivait des observations sur ce point, on arriverait à faire à cette cause productrice une bien plus large part dans l'histoire étiologique de la phthisie.

Passions tristes. — L'influence des passions tristes

sur le développement de la phthisie pulmonaire est probable plutôt que démontrée ; l'analogie porte à l'admettre quand on se rappelle les nombreuses altérations organiques qui semblent prendre naissance à la suite de longs chagrins.

Influences agissant d'une manière directe et locale sur le poumon. — Bien que la nature de la phthisie, ses symptômes, ses caractères anatomiques, démontrent jusqu'à l'évidence que c'est une maladie générale, il faut bien reconnaître que certaines influences locales, agissant sur les poumons, paraissent, dans certains cas, être la source de son développement. Les individus qui, par la nature de leur profession, respirent un air chargé de diverses poussières ou de certaines vapeurs nuisibles, fournissent un plus grand nombre de phthisiques que les hommes qui se livrent à d'autres occupations. Tels sont, par exemple, les rémouleurs à sec, les plumassiers et les doreurs. Un tableau fort curieux a été publié sur ce sujet par M. Benoiston de Châteauneuf. Je puis ajouter ici une autre observation qui m'appartient : c'est qu'on rencontre moins de phthisiques chez les hommes qui exercent leur profession en plein air, sauf l'exception que je viens de signaler tout à l'heure, que chez ceux qui ont une profession sédentaire, bien que les premiers soient bien plus exposés au froid, à l'humidité et aux variations atmosphériques que les seconds, ce qui confirme complétement ce que j'ai dit plus haut au sujet de l'influence de l'aération. Tels sont les charpentiers, les maréchaux, les chiffonniers, les scieurs, etc.

Toutes ces observations sont très essentielles ; si on

veut combattre avec persévérance et avec fruit la fâcheuse influence de la phthisie, il faut les consulter avec soin, et surtout y avoir égard pour le choix des professions de ceux qui peuvent avoir quelque raison de redouter particulièrement la phthisie pulmonaire. On arriverait peut-être même à abandonner certaines professions et à renoncer à des industries dont il serait assurément bien préférable que la société se passât, plutôt que de voir mourir annuellement un certain nombre d'hommes qui en périssent victimes. Sans arriver à cette extrémité, on pourrait d'ailleurs modifier quelques procédés de fabrication ou d'élaboration, qui, dans certains arts industriels, constituent tout le danger. Il faudrait, pour atteindre ce but, que quelques médecins, unissant leurs connaissances à celles de quelques hommes spéciaux, consacrassent à cette étude le temps nécessaire. La réunion des efforts d'hommes instruits et zélés pourrait amener ainsi un grand bien-être social.

L'exercice forcé des poumons et du larynx chez les joueurs d'instruments à vent, chez les chanteurs, les déclamateurs et les instructeurs militaires, paraît avoir quelque influence sur le développement de la phthisie. Mes observations m'ont pourtant amené à établir une certaine différence entre ces diverses professions : ainsi les joueurs d'instruments à vent sont bien plutôt atteints d'emphysème vésiculaire ou asthme que de phthisie (voir sur ce sujet ma dissertation sur l'*Emphysème vésiculaire du poumon*, 1838), tandis que les instructeurs militaires deviennent beaucoup plus souvent phthisiques. Les efforts de voix parlée sont peut-être plus dangereux que ceux occasionnés par le chant.

Cela ne viendrait-il pas de ce que ces derniers sont régularisés par le rhythme et la mesure?

La phthisie peut frapper l'homme à tous les âges de la vie. Cependant elle a son maximum de fréquence dans la jeunesse. L'enfant n'en est même pas à l'abri dans le sein de sa mère. Billard et Langstaff ont rencontré des fœtus tuberculeux. D'autre part, j'ai vu quelques rares exemples de phthisie dans l'âge le plus avancé, entre autres celui d'une femme de quatre-vingt-sept ans, qui présentait uu phénomène dont je n'ai rencontré qu'un seul autre exemple : elle avait une fistule qui faisait communiquer directement une caverne du poumon avec l'extérieur, et venait s'ouvrir entre deux côtes. C'est chez les individus avancés en âge que se rencontrent ces phthisies lentes auxquelles Bayle a donné le nom de phthisies chroniques. Dans quelques cas très rares, ces phthisies lentes commencent dans la jeunesse et durent toute la vie. Chez les jeunes enfants, les tubercules se développent très souvent en premier lieu ailleurs que dans les poumons, dans le cerveau, par exemple ; mais passé l'âge de quinze ans, on ne peut trouver de tubercules ailleurs que dans les poumons, sans que les poumons en contiennent eux-mêmes.

Le tempérament lymphatique est très certainement celui de la majorité des phthisiques ; cependant je dois dire que j'ai rencontré bon nombre de phthisiques présentant les attributs des autres tempéraments, et j'en ai particulièrement vu cinq que leurs formes athlétiques et une excellente santé antérieure paraissaient mettre à l'abri de tout soupçon de phthisie pulmonaire.

Je dois encore dire quelques mots d'une question que l'on soulève parfois, et que tous les médecins s'accordent généralement à résoudre de la même manière : je veux parler de la contagion de la phthisie. Si l'on considère quelle est la nature de cette maladie, et ce qui se passe tous les jours sous nos yeux dans les familles, on est assurément en droit de dire que la phthisie n'est pas contagieuse. Combien d'individus s'exposeraient de toutes les manières à la contracter, s'il en était autrement ! Cependant il faut bien savoir que, dans un grand nombre de localités de l'Espagne et de l'Italie, on a sur ce point des opinions très opposées, et on rencontre quelques exemples fort remarquables qui tendraient à faire croire que la phthisie peut être contagieuse. Je regarde ces exemples comme le résultat d'une simple coïncidence; et, au point de vue *purement dogmatique*, je déclare que la phthisie ne peut se transmettre par la voie de contagion.

Toutefois je possède quelques observations fort singulières, qui, si elles n'étaient contredites par d'autres infiniment plus nombreuses, seraient de nature à ébranler les convictions les mieux établies. Je me contenterai d'en citer une seule. J'ai connu une maison dans laquelle vint habiter un individu qui y devint bientôt phthisique et y mourut. Un homme très vigoureux et d'une belle santé lui succéda, et conserva l'ameublement, et jusqu'aux rideaux du lit qui avaient servi au précédent locataire ; quelques mois après il devint phthisique, et mourut dans cette même chambre, qui paraissait d'ailleurs réunir les conditions qu'on recherche dans une habitation saine. Un troisième locataire, qui ne fit point renouveler la décoration intérieure de cette pièce, où il couchait, eut au bout de quelques mois tous les symptômes de la phthisie, à laquelle il succomba lui-même. Aucune des personnes du pays ne voulant demeurer dans cette maison, elle resta pendant longtemps inhabitée; et, lorsqu'on vint de nouveau l'occuper, on eut préalablement le soin de renouveler la surface de tous les murs intérieurs, et de ne rien laisser qui eût appartenu aux locataires précédents. Depuis cette époque, personne n'est devenu phthisique dans cette habitation. Ce fait, qui s'est passé près de moi, à une époque à laquelle j'étais encore étranger à la médecine, me frappa cependant, et aujourd'hui je le regarde comme le simple résultat de coïncidences assez singulières. J'en dirai autant de quelques autres exemples d'individus qui sont devenus phthisiques après avoir partagé longtemps la chambre et le lit de sujets qui avaient succombé à la consomption tuberculeuse. Je connais un bien plus grand nombre d'exemples opposés, et crois pouvoir déclarer, comme la plupart des médecins, la phthisie non contagieuse. Néanmoins, dans une question aussi grave, je crois qu'en pratique il convient de ne pas exposer les sujets sains aux moindres chances, quelque peu de probabilité qu'elles aient en leur faveur. Les principes que posent les observateurs, au simple point de vue scientifique, ne ferment point complètement au doute l'esprit du praticien, et, lors même que la grande majorité des faits vient confirmer une opinion, les esprits sages se rappellent encore ces deux mots si profonds d'Hippocrate : *Experientia fallax.*

J'ajoute, en terminant ce sujet, qu'il faut éviter avec soin de faire allaiter un enfant par une nourrice qu'on soupçonne d'être tuberculeuse ; la moindre apparence de scrofules devrait suffire pour la faire écarter. Je me suis expliqué sur ce sujet dans mon *Traité de pathologie*, publié avec la collaboration du professeur Samuel Cooper, de Londres, p. 373.

De la nature intime de la phthisie, et de la formation des tubercules.

Le caractère essentiel de la phthisie consiste dans la déposition de matière tuberculeuse dans le parenchyme ou substance même des poumons , et souvent aussi, en même temps, dans d'autres organes. Voici la composition chimique de cette matière : Sur 100 parties : matière animale, 98,15 ; chlorure de sodium, phosphate de chaux et carbonate de chaux, ensemble 1,85 ; quelques traces d'oxyde de fer. Les corpuscules dont paraît composée cette matière tuberculeuse, observés au microscope , ont un centième à un cent cinquantième de millimètre. C'est dans le tissu cellulaire de composition des organes et du poumon en particulier, et non dans les cellules aériennes , que se dépose la matière tuberculeuse, par juxta-position de dehors en dedans, comme tous les corps inertes, et elle ne se développe pas par intus-susception de l'intérieur à l'extérieur, comme les corps organisés et vivants. Au bout d'un certain temps, les masses tuberculeuses déposées dans les poumons se ramollissent, sont évacuées dans les crachats, et laissent à leur place des cavernes, dont les parois se tapissent d'une membrane pyogénique qui sécrète l'expectoration de chaque jour.

La phthisie pulmonaire n'est point le résultat de l'inflammation du poumon, de la plèvre ou des bronches. Combien d'individus ont des pneumonies, des pleurésies, des bronchites, des catarrhes, et ne deviennent pas phthisiques; tandis que d'autres, qui n'étaient pas sujets au rhume, deviennent tuberculeux! On peut seulement dire que les tubercules agissant à la manière de l'épine de Van-Helmont, amènent autour d'eux de l'inflammation, qui peut favoriser la déposition de la matière tuberculeuse, ou hâter son ramollissemeut. Une prédisposition spéciale, héréditaire chez les uns, acquise chez les autres par l'individu soumis ultérieurement aux causes tuberculisantes, paraît présider au développement de la phthisie. Cette maladie consiste, selon moi, dans une altération de fonction, ou, en d'autres termes, dans une perturbation de la force qui préside à la nutrition, perturbation qui fait se séparer du sang des éléments normaux, à la vérité, mais en proportions telles, et combinés de telle sorte qu'ils forment de la matière tuberculeuse; tandis que si cette aberration n'avait pas existé, ces mêmes éléments normaux, se combinant suivant les forces naturelles et dans les proportions voulues, auraient formé des tissus sains et auraient servi à la réparation de la substance.

Traitement curatif de la phthisie. — De l'hélicine.

J'avais été frappé depuis longtemps des heureux effets produits par l'emploi des limaçons ou escargots sur les personnes dont la poitrine était malade. Tout le monde sait que l'usage de ce moyen est populaire et fort ancien, et tout le monde aussi a été à même de faire l'observation que je signale. Je fus conduit à penser qu'il devait y avoir dans le corps de ces animaux un principe médicamenteux d'une grande efficacité, et que, si on parvenait à porter sa dose à une élévation suffisante, on pourrait obtenir la guérison de la phthisie pulmonaire dans bien des cas où on n'arrivait en général qu'à des résultats palliatifs et incomplets ; en un mot, qu'on arriverait à guérir, au lieu de soulager. En conséquence, au lieu de me borner à ces bouillons légers d'escargots, à ces sirops et à ces pâtes de limaçons, si faiblement médicamenteuses, que tant de gens emploient sans en tirer souvent un bien grand résultat, je me mis à prescrire des sortes de consommés ou plutôt de fortes décoctions de limaçons prises à haute dose, engageant même les malades à avaler aussi les corps de ces animaux. Les espèces d'*helix* que j'employai dans mes expériences furent l'*helix pomatia* et, à son défaut, l'*helix adspersa*. J'étais dès lors dans la bonne voie, j'obtenais des succès ; mais ici vinrent se présenter de grandes difficultés matérielles. Combien d'individus se refusaient à prendre tous les jours le bouillon et le corps d'un nombre considérable de limaçons et trouvaient dans un dégoût insurmontable et dans une fatigue quotidienne, un obstacle auquel se joignait encore la difficulté de se procurer et de préparer chaque jour la matière première du traitement. Ce sont toutes ces difficultés qui m'ont tant entravé d'abord, mais qui ne m'ont point fait désespérer d'accomplir l'œuvre que j'avais entreprise. Elles m'ont fait faire de longues recherches, dont le résultat heureux a été la découverte de l'hélicine, extrait concentré des helix (1).

(1) Dans le Mémoire que j'ai présenté à l'Académie des scien-

D'après ce que je viens de dire, on peut donc poser comme principe général de thérapeutique, que toute préparation d'helix contient le principe médicamenteux curatif de la phthisie. Seulement, il faut que cette préparation présente ce principe médicamenteux à une dose suffisante ; il faut que la substance soit à un état de concentration qui permette de l'administrer ; que sa forme soit acceptable par les malades ; il faut que l'on n'atteigne pas un degré de chaleur capable de décomposer les éléments chimiques importants ; qu'on n'emploie dans sa préparation, dans son procédé opératoire, aucun corps, aucun agent, capables d'amener une décomposition.

Je demande maintenant avec impartialité à ceux qui ont expérimenté l'hélicine, quelle substance on pourrait lui préférer. Ne remplit-elle pas à un haut degré toutes les qualités que je viens de signaler? A l'aide de l'hélicine, qui a une saveur agréable, on prend sous un petit volume, et sans aucun dégoût, une dose de principe médicamenteux suffisante pour obtenir la guérison quand elle est encore possible par ce moyen, et presque invariablement un grand soulagement dans les cas où la maladie très avancée n'admet plus de guérison. On est maintenant arrivé à préparer cette substance dans un état de perfection, et à la rendre agréable à prendre pour les malades, chose fort importante ; car c'est un véritable supplice pour un

ces, j'ai indiqué la composition et le mode de préparation de l'hélicine, avec tous les détails du procédé dont je suis l'auteur. Ce travail contient tous les documents relatifs à cette opération longue et difficile. Le manuscrit de ce Mémoire étant déposé à l'Institut, sa reproduction et son impression sont interdites.

homme en santé, et bien plus encore pour un malade, d'avoir à surmonter tous les jours un dégoût qui révolte l'organisme.

En employant l'hélicine, on évite tous ces dangers vraiment redoutables que cause l'usage des médicaments iodurés et ferrugineux, et en même temps qu'ils y trouvent un médicament salutaire, les malades prennent une substance fortifiante et d'une assimilation naturelle, ce qui se conçoit d'autant mieux qu'elle est d'une nature organique, et ne peut, comme le fer et l'iode, attaquer lé tissu des viscères. Je ne comprends pas l'huile de foie de morue dans cette proscription, je l'ai vue offrir de bons résultats, et je ne m'oppose pas à ce qu'on l'administre comme moyen auxiliaire de ma méthode, mais je n'attache pas une importance tout à fait majeure à l'huile de foie de morue.

Dans les cas où il n'y a encore qu'une simple irritation de poitrine, les effets de l'hélicine sont ordinairement des plus rapides et des plus remarquables.

Doit-on conclure de ce qui précède qu'on guérira tous les cas de phthisie? L'espérer, ce serait folie; et le promettre serait de la mauvaise foi. Mais, n'est-ce pas déjà un immense résultat que d'être arrivé à sauver tant d'individus qui, autrement, étaient presque condamnés à une mort certaine, et de fonder dès le début du traitement, non la certitude, mais des chances sérieuses d'échapper à une maladie si destructrice! Il est de certaines substances, comme l'extrait gommeux et l'acétate de plomb, que je suis quelquefois obligé d'employer transitoirement. L'expérience m'a démontré qu'il fallait aborder ces substances avec une grande réserve et n'y recourir que passagèrement; je les associe suivant les indications des cas particuliers. L'habitude seule peut servir de guide à cet égard.

Je dirai en outre qu'il faut poursuivre le traitement jusqu'à guérison complète dans tous les cas où on voit s'établir l'amélioration progressive. Indépendamment de la cessation de la toux et de la disparition successive des symptômes généraux, j'ai aussi grandement égard au résultat que me fournit l'auscultation de la poitrine. Je remarquerai à cet égard que l'examen de la poitrine par l'auscultation demande une grande habitude, et je sais par expérience que le sens de l'ouïe se développe par l'exercice, de manière à percevoir les sons les plus légers, et à reconnaître leur qualité, ce qui permet de les rattacher sûrement à telle ou telle lésion organique. Je me suis permis cette digression, parce que je suis souvent frappé de la légèreté avec laquelle des malades ont été examinés. Quelle que soit l'habitude qu'on en a, je puis affirmer qu'un certain temps est toujours absolument nécessaire pour faire convenablement, et je n'hésiterai pas à dire consciencieusement, l'examen des organes respiratoires. En matière d'auscultation, une exploration faite légèrement et à la hâte est, à mes yeux, une exploration nulle.

Voyons enfin quelles sont les transformations qui s'opèrent dans les poumons quand ils se guérissent. Je vais le dire en peu de mots. Cette guérison s'effectue de plusieurs manières : par la formation de cicatrices fibro-cartilagineuses qui soudent entre elles les parois des cavernes, ou bien par la transformation de celles-ci en canaux accidentels, s'ouvrant dans une bronche, modes de terminaison très favorables; le tissu du poumon est comme froncé aux environs des cicatrices; ou bien encore les masses tuberculeuses se changent en concrétions crétacées, dont la matière animale paraît avoir presque entièrement disparu, puisque, à l'analyse chimique, on n'en trouve que deux centièmes. Je me crois autorisé à dire que cela constitue réellement un des modes de terminaison de la phthisie, car j'ai rencontré de pareilles concrétions dans les poumons d'individus qui avaient succombé dans les hôpitaux à des affections diverses, et ne présentaient pas l'émaciation ordinaire aux phthisiques. Enfin, il est, je pense, un autre mode de guérison de la phthisie, c'est la résorption de la matière tuberculeuse à l'état de crudité. Cette résorption a lieu, partiellement au moins, lorsque les tubercules se transforment en concrétions crétacées par la disparition presque complète de la matière animale; mais l'observation clinique des faits me conduit à penser que, dans d'autres cas, elle doit avoir lieu d'une manière totale.

Je n'ai pas besoin d'ajouter que le traitement doit être aidé d'une nourriture substantielle, bien choisie, et d'une hygiène convenable. Enfin, même après une guérison déjà ancienne, il convient de ne pas commettre d'imprudence pour éviter les rechutes, car il faut bien savoir qu'un individu qui a été déjà frappé une fois par la phthisie, est plus exposé qu'un autre à en être atteint, et s'il voyait survenir de nouveau des symptômes du côté de la poitrine, il devrait immédiatement recourir au traitement qui l'a déjà sauvé.

Imprimerie française et espagnole de Dubuisson et Ce, rue Coq-Héron, 5.

www.ingramcontent.com/pod-product-compliance
Ingram Content Group UK Ltd.
Pitfield, Milton Keynes, MK11 3LW, UK
UKHW021707090726
13657UKWH00005B/2084